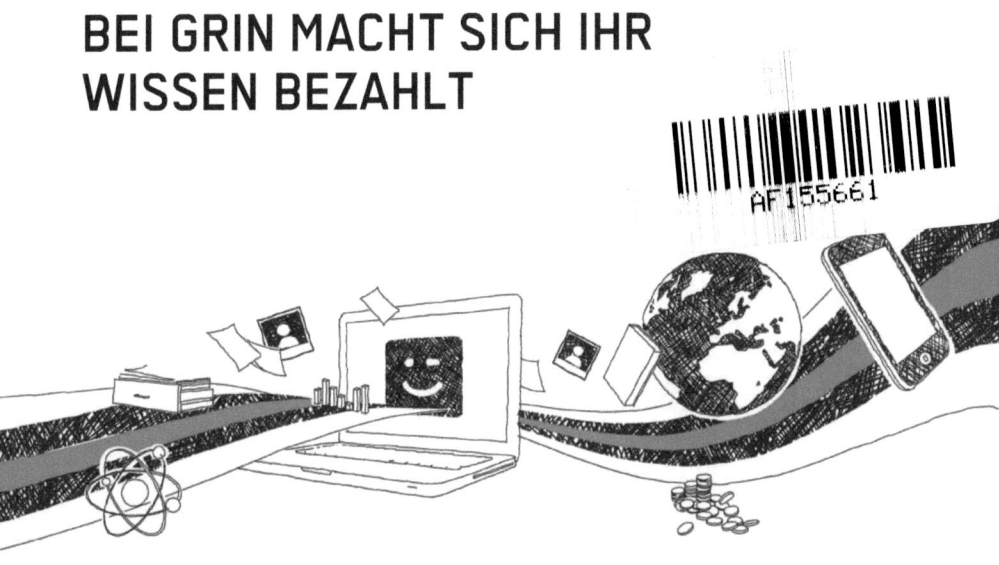
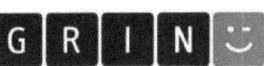

Mangel, Mut und Mazdaznan. Die Anfänge der Bauhaus-Kantine in Weimar

Julia C. Eydt

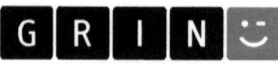

Bibliografische Information der Deutschen Nationalbibliothek:

Die Deutsche Nationalbibliothek verzeichnet diese Publikation in der Deutschen Nationalbibliografie; detaillierte bibliografische Daten sind im Internet über http://dnb.d-nb.de abrufbar.

ISBN: 9783346411273
Dieses Buch ist auch als E-Book erhältlich.

Druck und Bindung: Books on Demand GmbH, Norderstedt Germany
Gedruckt auf säurefreiem Papier aus verantwortungsvollen Quellen

Das vorliegende Werk wurde sorgfältig erarbeitet. Dennoch übernehmen Autoren und Verlag für die Richtigkeit von Angaben, Hinweisen, Links und Ratschlägen sowie eventuelle Druckfehler keine Haftung.

Das Buch bei GRIN: https://www.grin.com/document/1015032

Mangel, Mut und Mazdaznan– Die Anfänge der Bauhaus-Kantine in Weimar

Inhaltsverzeichnis

Als Walter Gropius (1883-1969) 1919 das Staatliche Bauhaus in Weimar ins Leben rief, steckte in diesem neuen künstlerischen Aufbruch mehr als nur die Idee einer neuen Kunst oder eines neuen Stils. Das Bauhaus akkumulierte die Vielzahl weltanschaulicher Strömungen der Zeit und sollte mit den Mitteln der Kunst nicht allein neue Kunstwerke erschaffen, sondern den „Neuen Menschen" der deutschen Nachkriegszeit bauen. Als Spiegelbild einer Zeit der Ungewissheit und des Aufbruchs, war das Bauhaus bzw. waren die Bauhäusler geprägt von lebensreformerischen Ideen und Utopien, wie die einer nahenden, sozialistischen Gesellschaft, die gleichsam den Topos des „Neuen Menschen" bedienten oder von den Idealen des Vegetarismus, der Reformpädagogik, der Siedlungsbewegung oder sich neu formierender religiöser Strömungen, wie bspw. des Mazdaznankultes.

Der „neue Mensch", der am Bauhaus kultiviert wurde, sollte innerlich wie äußerlich zur Blüte kommen. Von der Harmonisierung des Menschen hing auch die künstlerische, schöpferische Leistung ab, weshalb es eine wesentliche Aufgabe sein sollte, ihn in der Art zu bilden, dass er sowohl im innersten Wesen ausbalanciert als auch in seinem körperlichen Zustand im Gleichgewicht mit sich und der Umwelt war.

Für die innere Bildung –auch im Rahmen neuer pädagogischer Ansätze und Akzente– waren u.a. die Musikpädagogin Gertrud Grunow (1870-1944) oder der Maler und Bauhausmeister Johannes Itten (1888-1967) zuständig, der von vielen Schülern und Lehrern als eine Art spiritueller Führer des Mazdaznan verehrt wurde. Auf seinen Einfluss ist auch die Umstellung des Speiseplans an der Weimarer Bauhausmensa auf streng vegetarische Kost nach den Regeln der Mazdaznan-Ernährungslehre zurückzuführen.

Hieran wird deutlich, wie insbesondere die Anfangszeit des Bauhauses in Weimar mit essentiellen Fragen, eben auch hinsichtlich der „richtigen" Ernährung im Kontext der Suche nach dem „neuen Menschen" geprägt ist. Dieser sollte gleichermaßen gesund, schöpferisch und athletisch sein, was sicherlich nicht den Prototypen des Studierenden am Bauhaus 1919 skizziert.

Die Nachkriegszeit war von Hunger und existentiellen Nöten massiv bestimmt, worunter die Neuankömmlinge im Wintersemester 1919/20 besonders zu leiden hatten. Eine Vielzahl zukünftiger Studierender kam ohne jegliche finanzielle und existenzielle Sicherheit nach Weimar, teils unter den widrigsten Umständen. So berichtet bspw. Otto Umbehr –bei seiner Ankunft in Weimar– auf einer Bank im Ilmpark genächtigt zu haben oder Alfred Arndt, dass er einen zeitlich begrenzten Schlafplatz in einer Jugendherberge nur gegen geleistete Arbeit erhielt:

„am 01.oktober habe ich in der Jugendherberge lange gebettelt, daß man mich dort ein paar tage schlafen lasse, weil ich am Bauhaus ‚studieren‘ wolle. Da wurde ich nicht sehr freundlich angeschaut, aber ich erklärte meine not, daß ich beim reinemachen helfen wolle. So waren die ersten tage meines bauhausabenteuers gesichert. Nach acht tagen hatte ich dann ein Zimmer aufgetrieben, ohne bett, ohne Möbel. Die Tür hatte keinen Türdrücker, da war aber ein Degen– das ist nicht gelogen– wirklich ein Degen, mit dem man die Tür aufmachen konnte" (Neumann 1985, 102)

Dies war auch einer der Gründe, weshalb Bauhausdirektor Walter Gropius sich intensiv mit der Sicherstellung elementarer Voraussetzungen für ein gelingendes Studium beschäftigte. Eine adäquate Ernährung der Studierenden und die Möglichkeit einer Unterkunft für die Zeit des Studiums sollte ihnen die täglichen Existenzsorgen nehmen, damit sie sich vollends ihrem Studium widmen und auch wirklich kreativ arbeiten konnten.

Ein *„heiteres Zeremoniell"* des Bauhausalltages, wie Gropius ihn sich schon im Gründungsprogramm für die Bauhausgemeinschaft wünschte, war unter den widrigen existentiellen Umständen der Studierenden nicht denkbar.

Die Idee einer eigenen Mensa, die sowohl für die materielle Versorgung der Studierenden Sorge trug, als auch ein gesellschaftliches Zusammenkommen in beheizten Räumen ermöglichte, war die Idee der Stunde. Eingebettet in Gropius' großes Bestreben, dass Bauhaus generell wirtschaftlich autonom zu machen, auch durch eine rentable Produktion in den Werkstätten, konnte die Bauhaus-Kantine ihren Anteil zur autarken Grundidee leisten. Neben der Einrichtung des Schulbetriebs galt für Gropius eine Speisenanstalt für die Studierenden als *„das wichtigste wirtschaftliche Fundament, auf dem sich alles übrige hier aufbauen wird"* (Staatliches Bauhaus

Weimar 106, 79) – daher galt: kein künstlerisches Schaffen und Bauen am neuen Menschen, wenn bereits der alte Mensch nicht ausreichend „aufgebaut" und auch physisch genährt ist.

Die Ideen Gropius' waren klar visualisiert, jedoch fehlte noch im März 1919 eine wirkliche finanzielle Perspektive, wie sowohl das Bauhausprojekt in Gänze als auch die Kantine im Speziellen überhaupt fertigzustellen seien. Als Ursache dieser vagen finanziellen Situation ist hierbei die ungeklärte Finanzfrage anzuführen gewesen, die sich auf die neue Situation einer vereinigten Hochschule und Kunstgewerbeschule bezog. Auf staatliche Mittel konnte Gropius nur bedingt setzen, da die Bauhausidee keine große Unterstützung in Weimar erfuhr. In großer Ermüdung immer wiederkehrender Gespräche und Bettelbriefen mit den zuständigen Beamten verkündete Gropius fortan, *„daß er Mittel und Wege finden werde, um die Finanzfrage ohne weitere Inanspruchnahme der Staatskasse zu lösen, er werde entsprechende Stiftungen herbeiziehen; er bescheide sich deshalb, daß er auf weitere Staatszuschüsse nicht zu rechnen habe."* (Thüringisches Staatsarchiv, Personalakte Gropius)

Walter Gropius' Umtriebigkeit in der Beschaffung finanzieller Mittel für seine Schule nahm sehr schnell Gestalt an. Er setzte sich mit der Großherzoglichen Hochschule für bildende Kunst und deren Repräsentanten, dem kommissarischen Direktor Max Thedy und dem Syndikus Paul Kämmer in Verbindung, um über die entgeltliche Titelverleihung an Bürger der Stadt zu sprechen. Die Aussicht, hiermit Erfolg zu haben, ergab sich schon aus der sehr traditionsbewussten und titelaffinen Weimarer Bürgerschaft.

Schließlich konnte man den zuständigen Staatskommissar der provisorischen Regierung des Freistaates Sachsen-Weimar-Eisenach davon überzeugen, Anträge auf Titelverleihungen zu erfüllen und das daraus entstehende Kapital für das Bauhaus einzusetzen.

Die neue Möglichkeit, das so dringend benötigte Geld für das Bauhaus und insbesondere dessen Kantine zu generieren, stellte sich als äußerst lukrative Variante der Geldbeschaffung heraus. Das Verfahren, das als „Stiftungsangelegenheit" behandelt wurde, verlief über einen Vermittler, der finanzstarken Interessenten folgende Titel anbieten konnte: Ökonomierat, Finanzrat, Kommerzienrat (wahlweise mit der Beifügung Geheimer Rat) , Medizinalrat. Wenn diese bereit waren, für das Führen dieses Titel zu zahlen, konnte über die Antragseröffnung beim Staatskommissar der Titel innerhalb von zwei oder drei Wochen geführt und dem Bekanntenkreis präsentiert werden.

Die Titelvergabe gegen ein für das Bauhaus förderliches Entgelt verlief in der Anfangszeit ausgesprochen erfolgreich, sodass bereits am 27. März 1919 mithilfe von fünf Ernennungsurkunden 170.000 Mark für das Bauhaus eingeworben werden konnten.

Jedoch veränderte sich die Situation in Anbetracht der politischen Entwicklung und mit Bezug auf die sozialdemokratische Führung der Landesregierung des Freistaates Sachsen-Weimar-Eisenach. Die Überreste der Monarchie, die sich auch in diesen Ehrentiteln widerspiegelten, hatten im Zuge der Weimarer Verfassung einen großen Bedeutungsverlust bzw. wurden durch Art. 109 Abs. 4 der Verfassung abgeschafft, mit der Begründung, dass Titel nur durch Berufsbezeichnung oder akademische Grade zu rechtfertigen seien– und eben nicht mittels einer großzügigen Zustiftung.

Nach einigen, sich ereignenden Eklats, die mit den Titelverleihungen zusammenhingen, wandte man sich anderen Optionen zu und fand in Alfred Pochwadt, einem Berliner Kommerzienrat, der sich zuvor schon im Rahmen der Titelvermittlungen verdient gemacht hatte, einen großen Unterstützer und Mäzen.

Pochwadt ermöglichte –mit einer persönlichen Stiftung von 10.000 Mark– am 23. Mai 1919 die Gründung einer Kantine für das Bauhaus. Er knüpfte die Bereitstellung dieses Stiftungsvermögens jedoch an die Bedingung, dass nicht allein Bauhausstudierende, sondern auch alle Schüler der ansässigen Mal-, Zeichen- und Musikschule die Kantine nutzen durften. Darüber hinaus stellte er die Forderung, dass die Kantine jährlich 500 Mark Gewinn erwirtschaften musste, um ein Stipendienprogramm zu ermöglichen, dass unter dem Namen „Pochwadt-Stiftung" vergeben wurde. Über diese 500 Mark hinaus sollte es jedoch keinen Gewinn geben, da *der Betrieb dieser Kantine (...) keinen Gelderwerb, sondern eine Erleichterung der Lebensbedingungen der dortigen Kunstbeflissenen und jungen Leute darstellen (soll)."* (Thüringisches Staatsarchiv, Ministerium für Volksbildung C1467, 4)

Die behördliche Genehmigung für die Annahme des Stiftungskapitals erhielt Walter Gropius einen Monat später, am 20. Juni 1919, und konnte das „Glashaus", ein Gebäude, das sich auf dem Bauhaus-Gelände befand, nun entsprechend als Speisenanstalt umbauen. Paul Kämmer, der Syndikus der Großherzoglichen Kunsthochschule nahm den Bau unter seine Fittiche und ermöglichte auch die Innenausstattung mit Tischen und Stühlen aus Lazarettbeständen. Daneben konnte er den Keller des Liszt-Museums als Vorratsraum für die Kantine des Bauhauses akquirieren. Den Kessel, der für die Menge an hungrigen Mäulern sehr große Ausmaße und mithin Füllkapazitäten haben musste, galt es ebenso zu beschaffen.

Während die logistischen Gegebenheiten geklärt schienen, bestand die größere Herausforderung in der Beschaffung von Lebensmitteln, um allen Studierenden auch ausreichend Nahrung zur Verfügung zu stellen, immerhin handelte es sich *„durchweg um junge, in der Entwicklung begriffene Menschen"* (Thüringisches Staatsarchiv, Staatliches Bauhaus Weimar 213, 30), wie Gropius in seinen Gesuchen um Sonderzuweisungen (z.B. für Kartoffeln) immer wieder hervorhob.

Das „Wohnzimmer" der Bauhäusler

Ab dem 01. Oktober 1919 sollte allen Studierenden und Lehrern des Bauhauses eine Verpflegung in der Bauhaus-Kantine zur Verfügung stehen. Die Pforten der Kantine öffneten zwar an diesem Tag, doch erst am 06. Oktober 1919 konnten 100 Studierende und ihre Lehrer erstmals mit *„bürgerlicher Kost zum mäßigen Preis"* verpflegt werden und zwar in der Art einer Vollverpflegung. Konkret bedeutete dies, dass fünf Mahlzeiten angeboten wurden und man sowohl eine Vollverpflegung als auch einzelne Mahlzeiten kaufen konnte.

Die Vollverpflegung bestand aus einem ersten und zweiten Frühstück, einem „gut bürgerlichen" Mittagessen, Nachmittagskaffee und Abendbrot und konnte für 3,50 Mark erworben werden. Die einzelnen Mahlzeiten variierten im Preis je nach Umfang und Wert der Lebensmittel.
So enthielten das erste und zweite Frühstück jeweils Kaffee und Brötchen und konnten, ebenso wie der Nachmittagskaffee, für jeweils 30 Pfennige gekauft werden. Das Mittagessen als größte Mahlzeit war für 1,50 Mark erhältlich und das Abendessen für 1,10 Mark. Wenn es ein Bier sein durfte, dann konnte man auch dies für 75 Pfennige pro Flasche erwerben.

Diese Preise waren jeweils Anfangspreise für die Bauhaus-Kantine, da das Ziel war, die Preise auf Dauer nochmals zu senken, da selbst diese für viele mittellose Studierende noch nicht erschwinglich genug waren.

Bemerkenswert ist die reichhaltige Verpflegung der Studierenden in Anbetracht der schlechten allgemeinen Versorgungslage und der Zuteilung von Lebensmitteln mittels Lebensmittelmarken. Man löste dieses Dilemma durch die Aufforderung an alle Bauhäusler, Lebensmittelmarken abzugeben, um mit diesen die allgemeine Versorgung der Gemeinschaft zu sichern.

Obwohl der gemeinschaftliche Gedanke und die recht moderaten Preise die Gestaltung der Bauhaus-Kantine kennzeichneten, konnten viele Studierende noch nicht in den Genuss einer vollen Verpflegung kommen, da sie weit unter dem Existenzminimum leben mussten. Walter Gropius gedachte aus diesen Gründen, und da er die schwierige Situation seiner Studierenden durch den engen Lehrer-Schüler-Kontakt hautnah miterlebte, Freitische zu organisieren. Diese sollten es den Studierenden ermöglichen, einmal wöchentlich eine kostenfreie Vollverpflegung zu erhalten. Auf die finanzielle Unterstützung des Weimarer Gemeindevorstandes konnte Gropius sich hierbei nicht verlassen, da dieser das Bauhaus mehr als argwöhnisch beobachtete. Da sich der Betrag für die Einrichtung eines jährlichen Freitischs auf 180 Mark belief, fand Gropius auch andere Wege und Mittel, Freitische zu gewährleisten. Mithilfe einer sehr erfolgreichen Öffentlichkeitsarbeit unter kunstinteressierten und dem Bauhaus zugewandten Bürgern konnte er allerhand Spenden für die Freitische der Bauhausmensa eintreiben, sodass zuletzt ein Gesamtvolumen von 7680 Mark in Spenden erzielt werden konnte. Über die Spendenbasis hinaus, an der sich auch Bauhausmeister beteiligten, wurden auch die Studierenden selbst aktiv: gemeinsam mit dem Bauhausmeister Johannes Itten verkauften sie auf dem Weimarer Weihnachtsmarkt Spielsachen, die sie zuvor im berühmten Vorkurs hergestellt hatten. Die Erlöse des Marktstandes flossen ebenfalls in die Freitisch-Stipendien.

Im Dezember 1919 konnte Gropius dank der regen Spendenbereitschaft bereits 30 Studierenden Freitische ermöglichen, im Wintersemester 1919/20 waren es schon 43.

Die Vergabe der Freitische erfolgte monatlich in einem rotierenden System. Um in den Genuss eines Freitisches zu kommen, musste man sich zuvor in Listen eintragen.

Da die Kantine insgesamt zu den wenigen beheizten Räumen im gesamten Bauhaus-Komplex zählte, wurde sie immer mehr zum „Wohnzimmer" aller Bauhäusler und somit zu viel mehr als einem Ort reiner Nahrungsaufnahme.

Himbeeren und Rhabarber auf dem Grundstück „Am Horn"

Um die Autonomie des Bauhauses zu stärken und auch die Kantine unabhängig von den schwankenden Lebensmittelpreisen und Zuteilungen zu machen und sich zugleich der generell prekären Situation in der Versorgung mit Lebensmitteln zu entziehen, hatte Gropius den Ankauf eines Grundstückes zu Selbstversorgungszwecken im Sinn. Ursprünglich sollte ein neu erworbenes Grundstück vor allem die Wohnsituation der Studierenden verbessern, die mittlerweile zu großen Teilen im sogenannten „Prellerhaus" untergebracht waren, das Atelier und Wohnraum für die Studierenden miteinander verband. Als sich jedoch herausstellte, dass das geplante Gelände für den Bau von Wohneinheiten als ungeeignet –da abschüssig–erschien, wurde der Zweck kurzfristig umgemünzt, um nicht nur in Ergänzung der Wohneinheiten Gartenbau zu betreiben, sondern die Fläche ganz für den Anbau von Lebensmitteln zu nutzen.

Das Bauhaus erhielt die Genehmigung für einen Pachtvertrag über ein Grundstück von 7000 qm. Dieses Grundstück „Am Horn" diente später auch dem Bauhaus-Projekt „Haus am Horn", das als Aushängeschild des künstlerischen Schaffens am Bauhaus für die große Bauhaus-Ausstellung 1923 konzipiert war.

Da man das Grundstück aufgrund seiner natürlichen Gegebenheit nicht flächendeckend bebauen konnte, setzte man sich schnell daran, das Gelände landwirtschaftlich bzw. gärtnerisch zu bewirtschaften, um die Bauhaus-Kantine direkt mit frischen und vor allem günstigen Lebensmitteln, sozusagen „aus eigener Produktion" zu versorgen. Dies hatte den Vorteil, dass man die Preise in der Kantine generell absenken konnte, wie man es sich ohnehin gewünscht hat, damit alle Studierenden sich die Mahlzeiten leisten konnten.

Um das Gelände auf Dauer finanziell tragfähig zu machen, beteiligten sich alle Meister –mit Aufforderung von Gropius– an einer Spende, wobei sich Gropius selbst mit 500 Mark beteiligte. Auf diese Weise konnte im Frühjahr das gesamte Gelände eingefriedet, der Brunnenbau begonnen und Sämereien gekauft werden.

Im Herbst 1920 stellt man darüber hinaus die Gärtnerin Thekla Muhlert an, um eine professionelle Bewirtschaftung des Gartengrundstücks zu gewährleisten und die Organisation in Expertenhände zu übergeben. Ziel war es, dass die Studierenden selbst, unter Anleitung Thekla Muhlerts, die Flächen aktiv bewirtschafteten. Zu Beginn verlief dieses Vorgehen vorbildhaft und den Studierenden gelang es, bis November 1920 alle 7000qm umzupflügen, Kartoffeln anzubauen und 500 Himbeer- und Rhabarbersträucher zu setzen. Das Interesse am Landbau minimierte sich jedoch bei den Studierenden so stark, das Walter Gropius zwei weitere Gärtner anstellen musste.

Napoleonisches Tafelsilber für einen Zentner Kartoffeln

Die umfangreichen Arbeiten am Grundstück am Horn brachten den gewünschten Erfolg ein, sodass im Sommer 1921 die Bauhaus-Kantine eigens angebautes Gemüse aus dem Bauhaus-Garten verwerten konnte. Die geplante Vergünstigung der Mahlzeiten konnte dadurch selbstverständlich auch umgesetzt werden.

Die Inflation veränderte die Kostensituation des Gartengrundstücks derart ins Negative, dass es zu einem Ungleichgewicht zwischen vorhandenen Stiftungsmitteln und den Kosten für die Erhaltung des Gartens kam. Dem konnten die Bauhäusler nur mit privaten Opfern begegnen, sodass einige der Bauhausmeister, darunter Paul Klee mit seinem „Blauen Aquarell", Werke zur Versteigerung einbrachten, um die Kosten zu stemmen. Der Erlös war beträchtlich, sodass 12 330 Mark eingenommen werden konnten. Der Direktor Gropius selbst gab zwei Reliefs von Willi Baumeister in die Auktion der Berliner Galerie „Sturm" und verkaufte daneben ein Familienerbstück. Bei Letztgenanntem handelte es sich um Tafelsilber und Tischwäsche aus dem ursprünglichen Besitz Napoleon Bonapartes. Wie Ute Ackermann so schön formuliert hat, ließe sich *„eine schlüssigere Wertschöpfung"* (Ackermann 2008, 21) für die Versorgungsabsicherung der Studierenden kaum denken.

Das Thema Spenden nahm in der Geschichte der Weimarer Bauhauszeit eine essentielle Bedeutung ein, da man auf diese –insbesondere in Zeiten von Inflation und Lebensmittelknappheit– unbedingt angewiesen war.

Allerdings blieb es nicht allein bei finanziellen Zuwendungen und vor allem in der Zeit der Inflation bevorzugte man auch Naturalien, die der Inflation nicht unterlagen. Überdies konnten sie den Hunger der Studierendenschaft direkt stillen. Viele bemühten sich darum, dass Bauhaus auch mit Lebensmittelspenden zu unterstützen und so sorgte bspw. der Verleger Eugen Diederichs dafür, dass das Bauhaus 20 kg Fett für die Kantine erhielt.

Das Engagement, das von Beginn an auch von den Studierenden getragen war, kann u.a. auch durch die Beteiligung Dörte Helms sehr gut illustriert werden, die über die Europäische Studentenhilfe einen Betrag in Höhe von 700 Dollar für das Bauhaus erhalten konnte.

Für diese Spende konnte das Bauhaus einen regelrechten Großeinkauf machen, der jeweils folgende Positionen umfasste:

- einen Zentner Bohnen

- einen Zentner Reis

- einen Zentner Weizenmehl

- einen Zentner Nudeln

- einen Zentner Erbsen

- 20 Dosen Kondensmilch

- 25 Kilogramm Margarine

- 25 Kilogramm Speck

- 25 Kilogramm Backpflaumen

- 15 Kilogramm Palmin

- 8 Kilogramm Schmalz

- außerdem: Kakao, Haferflocken, Speiseöl, Rindertalg

Neben den Meisterspenden, zahlreichen Spenden von Studierenden und wohlgesonnenen Weimarer Bürgern erhielt das Bauhaus auch von Religionsgemeinschaften Nahrungsmittel, um ihre Versorgungssituation zu unterstützen. 1923 spendeten z.B. die Quäker verschiedene Sachspenden in Form von Zucker, Kakao, Haferflocken, Schmalz und Reis.

Auch wenn die Spenden allein keine vollwertige Ernährung absichern konnten, ermöglichten die Erträge des Bauhausgartens letztlich doch eine umfassende und relativ abwechslungsreiche Ernährung.

Die Kantine als soziales Herzstück des Bauhauses

Die Bauhaus-Kantine war von Beginn an ein Ort des sozialen Lebens und gemeinschaftlichen Austausches und schon deshalb in den Erinnerungen vieler Bauhäusler so besonders, da sie gemeinsam –allürenfrei– mit ihren Meistern und schon damals angesehenen Künstlern, essen und sich austauschen konnten.

Viele Studierende verbanden mit der Kantine einen Ort der Wärme, nicht allein weil es einer der wenigen beheizten Orte des Bauhauses gewesen ist, sondern weil sie darin auch so etwas wie Seelennahrung erfuhren nach schweren Zeiten.

Der Student Johannes Driesch, der 1920 an das Bauhaus kam, berichtet über die Bauhaus-Kantine und seine ersten Erfahrungen sehr eindrücklich. Driesch, der seit 1915 an einer chronischen Unterernährung litt, schrieb mit großer Begeisterung an seine Frau Lydia:

„Es ist schon gewaltig anders hier, ich sage dir, die Kantine ist das Wundervollste, was ich bis jetzt in dieser Beziehung gesehen habe. Für 3,50 Mark hat man die ganze Tagesverpflegung, zwei Frühstücke, Mittagessen, 4 Uhr Kaffee, und Abendessen, und   Portionen –Du würdest nicht den vierten Teil davon essen können.“

Die Kantine selbst war ein Ort des Essens, der Gemeinschaft, aber auch der täglichen Rituale und natürlich der berüchtigten Bauhausfeste, bei denen die Kantine die zentrale Rolle spielte. So wurde u.a. die Einweihung der Speisenanstalt gebührend gefeiert und zog den Zorn Weimarer Bürger auf sich, die ein Fest bis in die Morgenstunden nicht gut hießen.

Die Küchenkommission

Die Verwaltung der Bauhaus-Kantine oblag –auf Anregung des Syndikus Paul Kämmer– einem Studierendenausschuss, der sogenannten „Küchenkommission".

Diese Kommission übernahm alle Aufgaben, die zur grundsätzlichen Organisation der Kantine beitrugen und die Versorgung sicherstellten u.a. durch das Einsammeln von Lebensmittelmarken, der Überwachung des Einkaufs oder der ordnungsgemäßen Geschirrrückgabe. Die Studierenden waren Herren und Damen über die Vorräte, die Ein-und

Ausgaben, übernahmen jedoch nicht die eigentliche Küchenarbeit. Diese wurde auch weiterhin von angestelltem Personal geleistet.

Die Organisation der Bauhaus-Kantine in Eigenregie der Studierenden verlief –auch aufgrund des erheblichen Aufwandes– mehr schlecht als recht, sodass Paul Kämmer konstatierte, dass „*die bisherige Selbstverwaltung der Küche durch die Studierenden sich nicht bewährt hat*" (Ackermann 2008, 27).

In Ermangelung finanzieller Ressourcen blieb den Bauhäuslern jedoch nichts anderes übrig, als die hausinterne Organisation der Kantine, weshalb eine Neuordnung angestrebt wurde, die den Vorsitz eines Meisters für die Küchenkommission vorsah.

Meister Muche als Herr über Töpfe und Pfannen

Dass der Bauhausmeister Georg Muche im Frühjahr 1921 zum Vorsitzenden der Küchenkommission berufen wurde, war längst kein Zufall, war er doch –gemeinsam mit Johannes Itten– ein glühender Anhänger des Mazdaznan und der Mazdaznan-Ernährungslehre. Beide hatten schon zuvor viele Bauhausschüler als Anhänger dieser Lehre gewonnen und auch ihnen schwebte eine Harmonisierung des Menschen auf physischer und psychischer Basis vor. Neben Atemübungen, Meditation, Yoga und Unterweisungen in die Lehren des Mazdaznan, war die Ernährung eine zentrale Säule für die Vervollkommnung des Menschen. Es bot sich daher besonders an, die Ernährung am Bauhaus auch mazdaznangemäß umzusetzen, insbesondere als Wächter über die Töpfe.

Georg Muche übernahm die Küchenleitung gemeinsam mit einigen Studierenden, die ebenfalls dem Mazdaznan anhingen, wie Franz Skala, Theo Müller oder Felix Kube. Dass eine schrittweise Umstellung auf die streng vegetarische Mazdaznan-Ernährung von einer vorher eher deftigen, gutbürgerlichen Küche überhaupt möglich war, hing neben der Begeisterung vieler Studierender für Johannes Itten und Mazdaznan auch von der schwindenden Beliebtheit Walter Gropius' ab. War er zuvor wie ein Vater für seine Studierenden gewesen, wurde es ihm durch die stetigen äußeren Angriffe und internen Streitigkeiten schwer gemacht, seine Position als Direktor zu behaupten.

Der Umstellung der Bauhaus-Kantine auf Mazdaznan ging schon eine erste Vorhut voraus, da die Zufriedenheit mit der Zubereitungsweise der Köchin auf allgemeinen Unmut unter den Studierenden traf. Es reichte nicht mehr aus, die Ernährung der Studierenden mit ausreichenden Mahlzeiten sicherzustellen, vielmehr sollte bei der Zubereitung nun auch eine innere Haltung der Liebe mitschwingen. Die sensible Natur der KunststudentInnen war bei der Bereitung der Mahlzeiten zu berücksichtigen. In einem Schreiben von Walter Gropius heißt es deshalb:

„Die Einrichtung (der Kantine) ist ausgesprochen sozialer Natur und dabei kommt es selbstverständlich in erster Linie auf Liebe und Interesse an, um mit den gegebenen Mitteln das bestmögliche zu leisten. Die Schwierigkeiten sind darin begründet, dass die in Frage kommenden Schüler sehr unbemittelt, andererseits aber sensitive Menschen sind, die liebevoll gekochte Kost brauchen. Mit einer einfachen Kochfrau, die die Qualitäten dafür nicht mitbringt, sind wir nicht gut gefahren. Es müsste eine Persönlichkeit die Leitung übernehmen, die unserer Idee auch innerlich nahesteht und dadurch zu uns gehört." (ThHStAW, Staatliches Bauhaus Weimar 216, 53)

Neben liebevoller Zubereitung sollte eine Persönlichkeit die Führung über das Kochgeschehen nehmen, die sich mit dem Bauhaus, dessen Ideen und der Gemeinschaft vor Ort identifizieren konnte. Selbst wenn Gropius den Mazdaznan-Tendenzen in seiner Schule kritisch gegenüber stand, lässt sich aus seinem Schreiben herauslesen, dass auch er sich mehr von der Ernährung am Bauhaus versprach, als das Prinzip „satt und sauber".

Erstaunlich ist, dass Gropius selbst im September 1920 für das Bauhaus eine Reihe Bücher aus dem Mazdaznan-Verlag bestellte und darunter gleich mehrere Exemplare der Mazdaznan-Ernährungslehre.

Der Einfluss des Bauhausmeisters Johannes Itten wurde immer präsenter und in Verbindung mit der Küchenhoheit Georg Muches konnte die Umsetzung einer strengen Mazdaznan-Kost als flächendeckende Bauhaus-Kantinen-Ernährung auch gelingen. Über die zentrale Säule der Ernährung als gemeinschafliches Erlebnis und weltanschauliches Instrument zur Reinigung und Klärung des Geistes gelang es beiden, den Studierenden einen exklusiven, klösterlich anmutenden Stand zu vermitteln.

Für viele Suchende, was die Bauhäusler in dieser Zeit und in jeder Beziehung waren, bildete Mazdaznan auch eine Möglichkeit neue Wege zu gehen, aktiv den „neuen Menschen" zu gestalten, Antworten auf existentielle Fragen und die Hoffnung auf Selbsterlösung vor dem Hintergrund der Erfahrungen des Ersten Weltkrieges zu erhalten.

Auch wenn mit Sicherheit nicht alle Studierenden dem Mazdaznan-Kult anhingen und sich –wie später deutlich wird– eher dem Konstruktivismus eines Theo van Doesburg zuwenden und dessen Sicht auf das wirklich „Konkrete" und nicht auf das Spirituelle, konnte die Ernährungsweise nach Mazdaznan viele Anhänger finden. Gründe waren hierbei vor allem die Verwendung frischer, naturbelassener Zutaten, die aus dem eigenen Bauhausgarten stammten und der Gedanke an eine reine, naturgemäße Ernährung, der zu dieser Zeit insgesamt große Verbreitung fand. Zudem lag der Vegetarismus sozusagen „im Trend" und suggerierte ein besseres, höheres und reineres Selbst, dass über fleischliche Genüsse erhaben war und Zugang auch zu vornehmeren Kreisen vermittelte. Auch für das Bauhaus war die persönliche Hinwendung zur vegetarischen Mazdaznan-Ernährung eine Eintrittskarte in die besseren Kreise der Bauhausgemeinde.

Neben den positiven Aspekten der Mazdaznan-Kost in der Bauhausküche wie der Nutzung der eigenen Gartenerträge, blieb darüber hinaus auch ein unverkennbares Merkmal der Bauhausstudierenden in der Erinnerung von Gästen und Weimarer Bürgern. In Alma Mahler-Gropius-Werfels Erinnerung war *das unvergesslichste Charakteristikum des Bauhauses (...) wenn jemand nach Knoblauch aus dem Hals stank"* (Wolfe 1993, 16). Dieses unverkennbare Merkmal ging auf den regen Konsum von u.a. Knoblauchkaltschale und diversen Gerichten mit ausreichend Zwiebeln und Lauch zurück. Daneben hatten die Mazdaznan-Anhänger bald den Titel „die Durchlauchten" erhalten, auch, weil neben den olfaktorischen Komponenten auch starke körperliche Symptomatiken wie Durchfälle, Ohnmachten und Schwächeanfälle mit dem hohen Konsum von Knoblauch & Co einhergingen.

Da das Nahrungsangebot in der Nachkriegszeit generell nicht ausgesprochen vielseitig gewesen war, mussten die Studierenden sich nun -entsprechend der Mazdaznan-Vorschriften– noch zusätzlich einschränken und gerieten dadurch recht schnell in Mangelerscheinungen und Unterernährung. Zusätzliche und langwierigen Fastenkuren brachten die Studierenden so auch an ihre Grenzen. Es kam nicht nur einmal vor, dass der Bauhausmeister Johannes Itten zur Wiederbelebung schreiten musste.

Wie Paul Citroen, Student am Bauhaus und Anhänger des Mazdaznan berichtete, waren die Folgen der Kantinenernährung nach Mazdaznan deutlich sichtbar und für die Umwelt unverkennbar. Für die Meister, die das vegetarisch vollwertige Kochen jedoch nicht nur beherrschten, sondern auch über die finanziellen Mittel verfügten, blieben nicht nur von den negativen Folgen einer schlechten Ernährung verschont, sondern konnten sich –im Gegenteil– auf hohem Niveau und mit ausgesuchten Speisen verk_ostigen.

Für die Studierenden war es daher jedes Mal eine besondere Wohltat, wenn sie in den vegetarischen Haushalten der Meister Muche und Itten zum Essen eingeladen wurden:

„Die Bauhaus-Küche wurde nach den Mazdaznan-Prinzipien geführt, so daß wir wohl unverdorbenes Essen, aber infolge Geldmangels nicht so nahrhaftes bekamen, wie wir brauchten. Eine allgemeine Unterernährung war die Folge, Magen-und Darmkatarrhe an der Tagesordnung und unser Aussehen dementsprechend. Ich zum Beispiel, von Natur schon von gelblicher Gesichtsfarbe, konnte grün und grau erscheinen, sobald mein Inneres in Unordnung geriet, was häufig genug der Fall war. Muche allerdings, der einen hellen, rosig schimmernden Teint hatte, wie auch Itten hielten sich gut, sie führten auch jeder einen eigenen Haushalt und wußten von allerhand vegetarischen Kochkünsten, so daß es für uns Junggesellen jedes Mal ein Fest war, wenn man bei Ihnen zum Essen eingeladen wurde. Wundervolle und raffinierte Speisen, aus den reinsten Ingredienzien zusammengestellt, wurden einem da vorgesetzt. "(Neumann 1985, 89ff)

Die Entwicklung der Bauhaus-Kantine als Stätte vegetarischer und selbst angebauter Kost konnte nur solange aufrecht erhalten werden, wie der Einfluss Johannes Ittens am Bauhaus spürbar war. Mit seinem Weggang 1922 und nach einem langen Ausrichtungskampf zwischen ihm und Walter Gropius richtete sich das Bauhaus sowohl inhaltlich in der nun starken Verbindung von Kunst und Technik aus, als auch in der Veränderung spezifischer Ernährungsgewohnheiten.

Ausblick in die Dessauer Zeit

Dem Widerstand nicht mehr gewachsen und nach einer Vielzahl von Widrigkeiten entschied das Bauhaus sich 1925 für den Weggang aus Weimar und die Übersiedlung nach Dessau. Die räumlichen Gegebenheiten für eine eigene Mensa waren lange Zeit nicht gegeben, sodass billige Suppenanstalten, die preiswertes und ungenießbares Essen zugleich anboten, die Studierenden über Wasser hielten.

Eine Mensa wie in Weimar, die noch für Gemeinschaftsgefühl und naturgemäße Ernährung stand, konnte in Dessau nicht mehr umgesetzt werden. Die Dessauer Bauhaus-Kantine stand für Massenversorgung und Ungenießbarkeit und vermittelte zudem keinesfalls das warme, soziale Gefühl einer eingeschworenen, nach Höherem strebenden Gemeinschaft. Wo früher gemeinsame Gartenarbeit verrichtet wurde, um die Versorgung eben dieser zu gewährleisten, musste man nun −nach Berichten der Bauhäusler− scheußliche Kartoffeln und eine noch scheußlichere Soße zu sich nehmen, die überdies von Küchenchef zu Küchenchef tradiert wurde.

Selbst wenn die Begeisterung für Gartenarbeit bei den Bauhäuslern während ihrer Weimarer Zeit nicht bei allen anzutreffen war, konnte sie dennoch das Gemeinschaftsgefühl stärken und unmittelbar zu einer guten und vollwertigen Versorgung der Studierenden beitragen. Zwar waren die Studierenden in Dessau nun von solcherlei Arbeiten entbunden und konnten sich nun ganz ihrem Studium widmen, doch konnten sie sich nun auch nicht mehr mit der Bauhaus-Kantine als ihrem Wohnzimmer identifizieren. Obendrein gab es mit Sicherheit kein Mahl mehr von dem sie „nicht den vierten Teil davon essen" könnten aus Freude, Genuss und Gemeinschaftsgefühl.

Eng mit der Bauhaus-Kantine in Weimar war auch die Aufbruchsstimmung einer neuen Zeit verbunden, die sich auch an einer neuen Art zu leben und zu essen kultivierte und am Versuch, sich selbst und damit die Welt etwas zu optimieren. Die Kantine in Dessau, die mit Massenversorgung und Konservendosen Modernität versprach, war der vollständige und sinnbildliche Kontrast zur Individualität der Anfangszeit am Weimarer Bauhaus.

Literatur

Ludger Busch: Das Bauhaus und Mazdaznan. In: Das frühe Bauhaus und Johannes Itten. Katalogbuch des 75. Gründungsjubiläums des Staatlichen Bauhauses in Weimar. Berlin: Verlag Gerd Hatje 1994, 83-90.

Karin Wilhelm: Auf der Suche nach dem Neuen Menschen. Zum Verhältnis von Walter Gropius und Johannes Itten. In: Das frühe Bauhaus und Johannes Itten. Katalogbuch des 75. Gründungsjubiläums des Staatlichen Bauhauses in Weimar. Berlin: Verlag Gerd Hatje 1994, 59-72.

Rainer K. Wick: Zwischen Rationalität und Spiritualität – Johannes Ittens Vorkurs am Bauhaus.In: Das frühe Bauhaus und Johannes Itten. Katalogbuch des 75. Gründungsjubiläums des Staatlichen Bauhauses in Weimar. Berlin: Verlag Gerd Hatje 1994, 117-168.

Alfred Arndt: wie ich an das bauhaus in weimar kam. In: Eckard Neumann (Hrsg.): Bauhaus und Bauhäusler. Erinnerungen und Bekenntnisse. Köln: DuMont 1985, 99-105.

Paul Citroen: Mazdaznan am Bauhaus. In: Eckard Neumann (Hrsg.): Bauhaus und Bauhäusler. Erinnerungen und Bekenntnisse. Köln: DuMont 1985, 86-94.

Tom Wolfe: Mit dem Bauhaus leben: „from Bauhaus to our house". München: Droemer Knaur 1993.

Ute Ackermann: Das Bauhaus isst. Leipzig: E.A.Seemann Henschel 2008.

Magdalena Droste: Bauhaus 1919-1933. Köln: Taschen 2019.

Paul Rössler: Bauhauskommunikation. Innovative Strategien im Umgang mit Medien, interner und externer Öffentlichkeit. Berlin: Gebr. Mann 2009.

Digitales Archiv Landesarchiv Thüringen/ Hauptstaatsarchiv Weimar: Staatliches Bauhaus Weimar. Auf: https://staatsarchive.thulb.uni-jena.de/servlets/solr/stat2_restricted?qry=ArchFile_class_001:bauhaus&XSL.ForgetSearchTerms =true&XSL.expandTectonicsTo=bauhaus (letzter Zugriff: 15.März 2021)

BEI GRIN MACHT SICH IHR WISSEN BEZAHLT

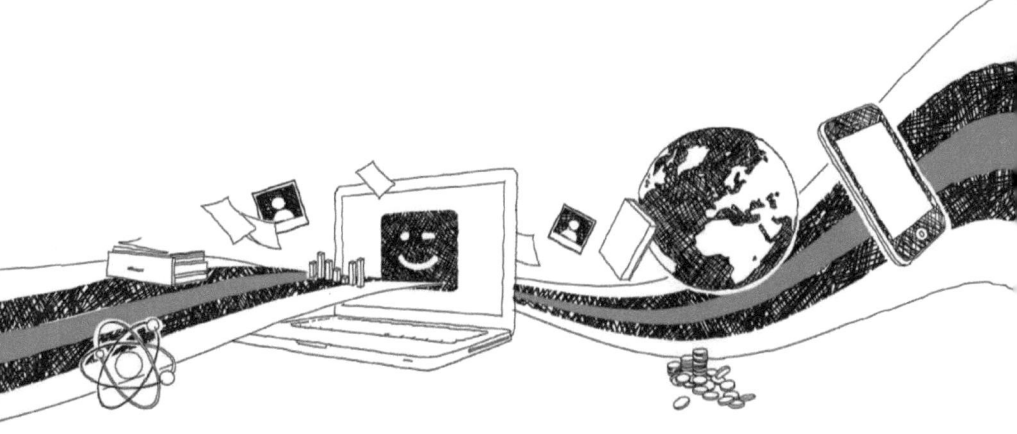

- Wir veröffentlichen Ihre Hausarbeit,
  Bachelor- und Masterarbeit

- Ihr eigenes eBook und Buch -
  weltweit in allen wichtigen Shops

- Verdienen Sie an jedem Verkauf

Jetzt bei www.GRIN.com hochladen und kostenlos publizieren

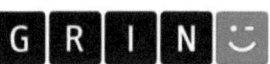